Te 23/337.

INSTRUCTION PRATIQUE

SUR

LA BLENNORRHAGIE ET LA SYPHILIS

INDIQUANT

les moyens de guérir soi-même ces maladies contagieuses

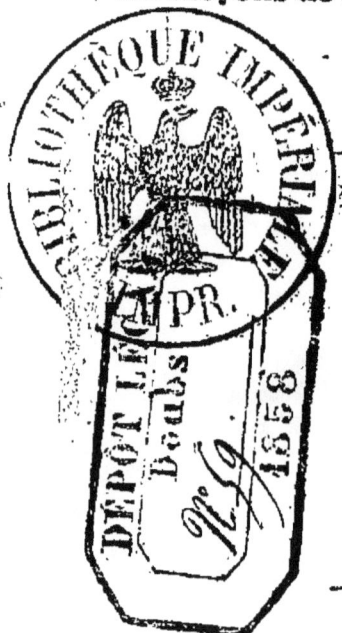

La source de la vie devient au libertin la
source de mille maux divers qui le
conduisent à une mort humiliante et
cruelle.

Par L. H.

BESANÇON

Imprimerie et Librairie de **CYPRIEN MONNOT,**
rue du Clos, 31

1858.

PROLOGUE.

Aujourd'hui, plus que jamais, la Débauche est sur l'autel, c'est l'idole vénérée de la plupart des gens du siècle. Aussi compte-t-elle dans nos cités des établissements publics légalement organisés, où viennent s'engloutir à la fois la santé et la fortune d'une jeunesse licencieuse et sans expérience. Là la dignité de l'homme disparaît avec sa raison, pour faire place à l'instinct de la bête; mais de là aussi, après avoir soldé le prix obligé de ses orgies, on emporte avec soi, sans le savoir, *LA BOITE DE PANDORE*, triste et affligeant apanage réservé à tous les voluptueux. Que les jeunes gens, soucieux de leur existence, apprennent donc par la lecture de ce petit livre à fuir ces lieux contagiés, unique source des maux sans nombre que je signale. Par ce moyen, ils préviendront sûrement pour eux cette vieillesse prématurée qui déshonore, et pour leur progéniture cette décadence funeste dont on se plaint à bon droit dans la nature humaine.

BLENNORRHAGIE.

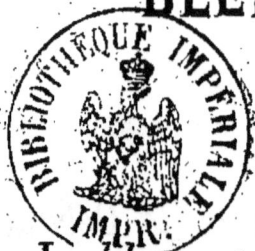

La *blennorrhagie*, vulgairement *chau-depisse*, est un écoulement inflammatoire de mucus puriforme, qui a lieu à la sur-face de la membrane de l'urètre dans les deux sexes, du prépuce chez l'homme, et du vagin chez la femme.

La blennorrhagie, transmissible par contagion, débute en général chez l'hom-me du troisième au neuvième jour, à compter du coït infectant, par l'extrémité du canal et s'étend ensuite dans toute sa longueur, puis elle se fixe de préférence à la portion bulbeuse de la verge (renfle-ment que présente cet organe vers sa base). Sa durée ordinaire est de trois, qua-tre ou six semaines ; souvent elle se pro-longe pendant deux, trois, six mois, un an, plusieurs années. La maladie est alors passée à l'état chronique, et on la désigne sous le nom de *blennorrhée* : il en sera

1

parlé plus tard. Il est une autre variété de blennorrhagie étrangère à l'urètre, dans laquelle l'inflammation occupe exclusivement, soit la membrane muqueuse qui revêt le gland, soit celle qui tapisse la face interne du prépuce : on lui donne communément le nom de *chaudepisse bâtarde* ou *externe* ; elle ne diffère de l'urétrite que par le lieu qu'elle occupe. Des soins de propreté, des bains locaux, des lotions fréquentes avec l'eau de guimauve ou celle de Goulard, des injections de même nature entre le prépuce et le gland, si celui-ci ne peut être découvert, suffisent le plus souvent pour guérir cette affection. Si elle résiste cependant, on devra cautériser légèrement les surfaces rouges, excoriées, avec la pierre infernale, puis les couvrir d'un linge fin trempé dans l'un ou l'autre des liquides précités.

La cause efficiente de l'urétrite blennorrhagique consiste dans un commerce impur entre une personne saine et une autre actuellement affectée d'écoulement aigu aux parties génitales. D'autres causes peuvent déterminer des écoulements aux organes sexuels; l'introduction d'une sonde ou d'un liquide irritant dans le canal urétral, l'usage immodéré des boissons spiritueuses et surtout de la bière nouvelle, des copulations répétées à l'excès (échauffement), des rapports avec une femme ayant actuellement, soit ses menstrues, soit des flueurs blanches, etc.

L'inflammation blennorrhagique s'annonce par une sensation de chatouillement et de démangeaison à l'extrémité de la verge, par des picotements à l'orifice du méat urinaire dont les bords deviennent rouges, puis par une véritable douleur qui se fait sentir principalement au niveau de la fosse naviculaire (petit enfoncement que présente le canal de l'urètre, vers la base du gland) et pendant l'émission des dernières gouttes d'urine. Déjà, si l'on presse au dessous du gland, d'arrière en avant, on détermine l'expulsion d'une goutte d'une matière blanchâtre, plus ou moins épaisse et visqueuse. Ces symptômes augmentent : la douleur et l'écoulement sont plus prononcés ; la verge est gonflée, chaude ; le gland est rouge, surtout près de l'orifice urétral. Le malade est tourmenté par des érections nocturnes involontaires et douloureuses, pendant lesquelles l'urètre enflammé ne se prêtant pas à la dilatation du pénis, force celui-ci à se recourber en bas ou sur un des côtés, d'où l'expression de *chaude-pisse cordée* pour désigner cette disposition. L'écoulement est plus ou moins abondant, il tache le linge en jaune ou en vert. La douleur peut être nulle entre les excrétions urinaires, mais le passage de l'urine produit toujours, dans l'état aigu, une sensation de brûlure qui persiste assez longtemps après. Le jet du liquide est moins gros qu'à l'ordinaire, ce qui provient de la diminution du calibre du canal par la tuméfaction de la muqueuse ; les testicules sont sensibles, ainsi que les cordons spermatiques. Ces phénomènes morbides vont en augmentant pendant huit ou dix jours ; ils restent stationnaires, puis ils diminuent et disparaissent graduellement au bout d'une quinzaine dans les cas heureux, après un temps plus considérable dans la plupart des cas.

Telle est la marche symptomatique de la blennorrhagie ; néanmoins elle peut être entravée par diverses complications qu'il importe de connaître, et qui toutes résultent de la maladie elle-même. Ce sont : 1º l'urétrorrhagie ; 2º l'inflammation de la prostate et de la vessie ; 3º celle des vaisseaux lymphatiques de la verge et des glandes de l'aine ; 4º l'orchite ; 5º l'ophthalmie.

1º *De l'écoulement sanguin de l'urètre.* — Cet accident, qui d'ailleurs n'est jamais grave, survient surtout chez les individus atteints de chaudepisse cordée. Il dépend le plus souvent d'une érosion de la muqueuse urétrale ou d'une déchirure de cette membrane par suite de quelque violence exercée sur la verge sous prétexte de la redresser. Dans presque tous les cas l'hémorrhagie est peu abondante, et elle s'arrête spontanément.

2º *De l'inflammation de la prostate et de la vessie.* — Lorsque l'inflammation de l'urètre s'empare de la glande prostate, le malade sent de la pesanteur au périnée et à l'anus ; il éprouve de fréquents besoins d'aller à la selle ; il ne pisse qu'avec peine, souvent il ne peut plus expulser l'urine, quelque effort qu'il fasse.

Cette phlegmasie se termine presque toujours par résolution, rarement par abcès.
On sera averti que l'inflammation gagne
la vessie aux douleurs du bas-ventre, aux
épreintes, à la difficulté et aux besoins
incessants d'uriner.

3° *De l'inflammation des vaisseaux du
pénis et des glandes de l'aine*. — On voit
quelquefois survenir sur le dos de la verge
des lignes rougeâtres flexueuses (en zig-
zag), formées par l'inflammation des vaisseaux lymphatiques; plus rarement il
existe sur la face dorsale de cet organe
un cordon dur, douloureux, s'accompa-
gnant d'œdème du prépuce et du gland :
ce phénomène n'a jamais été suivi d'une
issue funeste. Beaucoup plus fréquemment on voit les ganglions inguinaux de-
venir douloureux; ils se tuméfient un peu,
mais rarement on observe de véritables
bubons; et quand il s'en forme, il est rare
qu'ils suppurent.

4° *De l'orchite, ou inflammation des
testicules*. — On voit fréquemment survenir dans le cours de la blennorrhagie
un gonflement inflammatoire du testicule; c'est cet accident qui est vulgaire-

ment désigné sous le nom de *chaudepisse tombée dans les bourses*. On l'observe le plus communément dans le cours des écoulements qui datent déjà de trois, quatre, cinq, ou six semaines, qui, par conséquent, ont diminué, et sont souvent à peine marqués. La constipation, les violences extérieures, la marche, et surtout le défaut d'usage d'un bon suspensoir, sont les causes qui provoquent le plus ordinairement cette complication.

5° *De l'ophthalmie*. — Cette inflammation, qui est une des complications les plus graves de la blennorrhagie, est presque toujours produite par une inoculation directe, lorsque, par exemple, des malades malpropres se frottent les yeux avec leurs doigts imprégnés de la matière virulente. Ces organes peuvent être atteints isolément ou en même temps, ou bien l'un après l'autre. Dans cette espèce d'ophthalmie les douleurs sont atroces ; la conjonctive est gonflée, rouge, et forme un bourrelet volumineux ; cette membrane et les paupières sécrètent un muco-pus jaune, verdâtre, abondant, et plus ou moins analogue à celui du canal de l'urètre. En vingt-quatre, trente-six ou quarante-huit heures, l'œil peut être définitivement perdu.

La blennorrhagie est donc assurément une affection sérieuse, et surtout peu innocente dans ses conséquences. En effet, elle peut laisser à sa suite divers accidents plus ou moins fâcheux, qui sont les suivants : les rétrécissements de l'urètre, l'accroissement de la prostate, l'inflammation chronique de la vessie, l'engorgement des testicules ou la diminution de ces organes, les pertes séminales, ou l'impuissance. Si les jeunes gens réfléchissaient qu'en se livrant à des rapports sexuels illicites, ils s'exposent non seulement à ces maladies, mais à de bien plus grandes encore, à celles que produit la syphilis, ils ne perdraient point de vue les conseils de la morale, et fuieraient un plaisir qui coûte si cher.

TRAITEMENT.

Il se divise en deux parties : celui qui consiste à empêcher l'écoulement blennorrhagique de se produire (traitement abortif), et celui qui a pour but de guérir l'écoulement déjà produit.

Pour faire *convenablement* le premier, il faut, dès le début de l'affection, c'est-à-dire dans les vingt-quatre ou quarante-huit premières heures, et lorsqu'il n'existe encore qu'un peu de cuisson, de chaleur en urinant et un léger suintement, employer simultanément les moyens suivants :

1° Prenez : Copahu solidifié officinal, 64 gr.

Dose. A prendre 16 grammes par jour dans du pain azyme en 4 ou 5 fois.

2° Prenez : Nitrate argentique, 4 décigr.
Eau distillée, 32 gr.

Faites dissoudre. On en fait une injection par 24 heures avec une seringue de verre, en évitant autant que possible de la pousser dans la vessie, puis une demi-minute après son introduction, on l'expulse du canal.

Il est bon de dire que, si après trois ou quatre jours de l'emploi de ces injections caustiques on ne voit pas une amélioration survenir, il faut y renoncer, et recourir à la méthode curative ordinaire.

Pour l'employer avec succès, il importe d'observer les règles suivantes : le
malade devra s'astreindre à un régime
très doux ; il évitera toute excitation du
côté des organes génitaux ; il marchera
peu, usera d'une nourriture douce, peu
abondante, et ne boira ni vin, ni bière, ni
liqueurs ; il aura de temps en temps recours aux demi-bains tiédes ; il prendra
en abondance une tisane de chiendent ou
d'orge édulcorée avec le sirop d'orgeat,
ou à son défaut, il boira de l'eau pure
ou du lait coupé, et portera un suspensoir
pour prévenir l'engorgement des testicules. Si les douleurs sont vives, s'il existe
beaucoup de tuméfaction, si la chaudepisse est cordée, il appliquera 10 ou 15
sangsues au périnée (endroit situé entre
le fondement et les bourses), aux aines
(partie du corps où se fait la jonction de la
cuisse et du bas-ventre), à la racine de la
verge, mais jamais sur cet organe. Il faut,
même après la chute des sangsues, et
dans les jours qui suivent, garantir les
piqûres du contact de la matière de l'é-
coulement ; car, sans cette précaution, les
petites plaies pourraient se transformer

en ulcères vénériens. Il faut aussi, s'il y a constipation, relâcher le ventre avec :

Manne,	60 gram.
Eau,	125 —

Faites dissoudre, ajoutez :

Huile d'amandes douces,	60 —

M. En une ou deux fois le matin à jeun. et combattre les érections douloureuses par l'emploi des préparations suivantes ainsi formulées :

1° Prenez :

Camphre,	26 décigr.
Extrait d'opium,	4 —
Mucilage, quantité suffisante.	

Mêlez. Faites 16 pilules. A prendre deux ou trois tous les soirs.

Ou bien :

Prenez :

Extrait de belladone,	10 centigr.
Lupuline récente,	60 —
Camphre en poudre,	60 —

Mêlez. Faites selon l'art 8 pilules. Deux à quatre vers le soir.

2° Prenez :

Camphre,	55 centigr.
Extrait d'opium,	5 —
Jaune d'œuf,	n° 1
Eau,	192 gram.

M. Pour un lavement à réitérer au besoin.

Dès que la période aiguë de la blennorrhagie s'est calmée, et qu'il n'y a pas
à craindre une recrudescence des accidents inflammatoires, il faut cesser les
bains et diminuer la quantité des boissons, puis commencer l'usage des anti-
blennorrhagiques selon l'une ou l'autre
des prescriptions qui suivent :

N° 1.

Prenez : Cubèbe en poudre,   20 gram.
          Copahu,   10 —
          Extrait d'opium,   1 décigr.
          Alun porphyrisé,   1 gr.

M. et faites selon l'art 36 bols. A prendre
en deux jours en six fractions ; une seconde dose est nécessaire qui dure un
jour de plus.

N° 2.

Prenez : Copahu,   30 gram.
          Poivre cubèbe pulvérisé, 45 —
          Essence de menthe,   50 cent.
          Alcool nitrique,   1 gr.
          Sucre en poudre,   quant. suffis.

M. pour faire un électuaire, dont on prend
chaque jour 12 grammes en trois prises dans du pain azyme.

N° 3.

Pr. Baume de copahu,   30 gram.
    Magnésie calcinée,   4 —
    Cachou,   15 —
    Poivre cubèbe,   45 —
    Extrait aqueux d'opium,   25 cent.
    Essence d'anis, 11 à 12 gouttes.

M. pour faire des pilules de 3 décigr. A prendre 4 le matin, 4 à midi, et 4 le soir. On augmente progressivement jusqu'à 6, trois fois par jour.

N° 4.

Pr. Baume de copahu,   30 gram.
    Sirop diacode,   30 —
    Gomme arabique en poudre, 12 —
    Eau de cannelle,   45 —
    Infusion aqueuse de cubèbe, 15 —
    Carmin,   5 c. 25 m.
    Huile essentielle d'anis,   12 gram.

M. Faites une potion, dont on prend deux cuillerées à bouche dans les 24 heures. (Agitez chaque fois la bouteille).

Quand on a coupé l'écoulement, on doit continuer pendant quelque temps l'usage des remèdes, si on ne veut pas le voir reparaître tout aussitôt. Mais s'il résiste aux moyens précédents, ou si l'état

de l'estomac n'en permet pas l'emploi,
on aura recours à l'une ou à l'autre des
injections suivantes :

N° 1.

Prenez : Vin aromatique,   250 gram.
          Tannin très pur,   1 —

Dissolvez. Deux ou trois dans la journée.

N° 2.

Pr. Sulfate de zinc,   20 décigr.
    Eau commune,   384 gram.
    Laudanum liquide,   4 —
    Acétate de plomb,   4 —

M. Prendre 3 injections par jour, et avant
de s'en servir agiter chaque fois.

Pour les premières injections, on mélange cette préparation à égale quantité
d'eau pure, et davantage si ce liquide produit des picotements dans le canal, où on
le retient environ une minute. Au bout
de quatre jours, on peut essayer l'injection pure.

N° 3.

Pr. Nitrate d'argent cristallisé, 10 centigr.
    Eau distillée,   250 gram.

F. dissoudre. 5 ou 6 injections par jour.

Lorsque tous ces agents sont insuffisants pour terminer l'écoulement, et que celui-ci surtout a été gagné par le coït, il est prudent d'avoir recours pendant un certain temps aux mercuriaux administrés sous la forme qui suit :

Pr. Deuto-chlorure de mercure, 10 centigr.
    Opium muqueux,   10 —
    Gluten de froment,   quant. suffis.

M. pour 12 pilules. En prendre une le matin deux heures avant le repas. Boire en outre, matin et soir, un verre de tisane de salsepareille concentrée.

TRAITEMENT

des

COMPLICATIONS BLENNORRHAGIQUES.

Il suit les mêmes principes que celui des inflammations en général, et exige l'application des moyens suivants :

1° *Contre l'urétrorrhagie :*

On oppose à cette hémorrhagie de l'urètre le repos et les boissons acidulées. Si l'écoulement sanguin co-existait avec une violente inflammation de ce conduit, c'est avant tout aux saignées générales et locales qu'on aurait recours.

2° Contre l'inflammation de la prostate et de la vessie :

Cet accident réclame l'application de nombreuses sangsues au bas-ventre ou au périnée, l'usage de bains émollients et de cataplasmes fréquemment renouvelés.

Ces moyens conviennent également contre le gonflement des glandes de l'aine.

3° Contre l'orchite :

Dans cette complication, le repos horizontal est indispensable. L'organe sera maintenu relevé et recouvert de fomentations adoucissantes; des sangsues, au nombre de 15 ou 20, seront appliquées une ou plusieurs fois sur les bourses et sur le trajet du cordon. Le malade se mettra au bain, et il en prolongera la durée pendant quelques heures; en même

temps tous les trois ou quatre jours il se
purgera avec :

Sulfate de soude, 48 gram.
Bouillon aux herbes, 1 litre.

Mêlez. Par verres à jeun ; puis, lorsque
la tuméfaction et la douleur ont beaucoup diminué, il commencera l'usage
des topiques fondants et résolutifs :
tels sont, outre l'onguent napolitain,
les pommades avec les iodures de
plomb et de potassium, les emplâtres
de ciguë, de vigo *cum mercurio* et de
savon.

4° Contre l'ophthalmie.

Cette affection exige une médication
prompte et énergique. Il faut donc se hâter de la combattre par une ou plusieurs
saignées du bras ; par les sangsues appliquées derrière les oreilles, aux tempes,
ou au voisinage de l'orbite ; par des vési-
catoires promenés sur les extrémités et
des onctions mercurielles faites sur les
paupières. Le malade en outre instillera
plusieurs fois par jour entre ces voiles avec

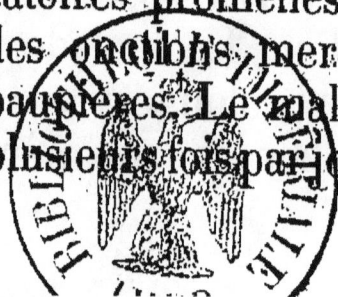

la barbe d'une plume quelques gouttes
du collyre ainsi composé :

Prenez : Nitrate d'argent,   1 gram.
        Eau distillée,   32 —

Dissolvez;
puis il se purgera deux ou trois fois à
quelques jours de distance, avec :

Racine de jalap pulvérisée, 2 gram.
Scammonée d'Alep,   60 centigr.
Sirop de nerprun,   32 gram.

M. A prendre en une seule fois. (Agitez).

BLENNORRHÉE.

On donne ce nom à la *blennorrhagie chronique* ; elle peut survenir spontané-ment et sans que la blennorrhagie aiguë l'ait précédée, mais presque toujours elle succède à celle-ci, et va siéger le plus habituellement à la partie profonde du canal de l'urètre.

Cette maladie est caractérisée par un suintement continuel d'une humeur en général épaisse, blanchâtre, jaune ou ver-dâtre qui tache le linge ; le malade éprou-ve quelquefois de la difficulté et un peu de douleur en urinant. Parfois ce suinte-ment est tellement peu considérable, qu'il passe inaperçu le jour, parce qu'il est en-traîné pendant l'émission de l'urine ; mais le matin, au réveil, il suffit de pres-ser légèrement d'arrière en avant sur le pénis pour voir apparaître une goutte de liquide muqueux ou puriforme (c'est ce

que le vulgaire nomme communément la
goutte militaire). Les écarts de régime,
les excès de coït, la marche prolongée,
les aliments échauffants, les boissons al-
cooliques, la saison froide ou l'habitation
dans les lieux bas, humides, sont autant
de causes qui entretiennent et prolongent
cette sécrétion morbide. La durée de cette
altération est indéterminée et peut, par sa
persistance, produire le rétrécissement
du conduit urétral ou l'engorgement de
la glande prostate.

TRAITEMENT.

Il consiste à éloigner toutes les causes
qui sont de nature à entretenir le flux
blennorrhéique : ainsi, lorsque l'opiniâtreté de celui-ci dépend de la constitution
du sujet, lorsque, par exemple, ce dernier est affaibli, mal vêtu, mal nourri, il
suffit de changer ces conditions pour voir
tarir l'écoulement. Si l'individu est scro-
fuleux, ou atteint d'un suintement quel-
conque par quelque muqueuse ou par la
peau, il doit suivre un bon régime alimentaire, prendre des bains salés ou aro-

matiques, et, à l'intérieur, les amers unis aux substances ferrugineuses (n° 1). Mais comme le plus souvent la blennorrhée qui se prolonge, est le symptôme non équivoque de quelque altération de l'urètre, il importe de la combattre directement : ainsi, existe-t-il un rétrécissement de ce canal, on le dilatera à l'aide d'une bougie molle en cire, laissée en place vingt minutes chaque deux jours ; la prostate est-elle engorgée, on aura recours à des applications de sangsues au périnée, à des frictions résolutives (avec la pommade d'iodure de potassium iodurée), à des bains de sel commun, à des douches froides. On devra, en outre faire usage, tant à l'intérieur qu'à l'extérieur, de l'un ou de l'autre des remèdes ci-après indiqués :

N° 1.

Pr. Sulfate de fer cristallisé, 4 gram.
    Kino pulvérisé,   4 —
    Térébenthine cuite,   8 —
    Extrait de gentiane,   8 —
    Poudre de cachou,   quant. suffis.

Mêlez. Faites 180 pilules. En prendre de 8 à 10, quatre fois le jour.

N° 2.

Pr. Extrait éthéré de poivre cubèbe, 60 gr.
Extrait de ratanhia,   30 —
Sous-carbonate de fer,   30 —

Mêlez et faites un électuaire de consistance molle. On prend, trois fois par jour, gros comme une demi-noix de cette pâte dans du pain à chanter, ou un pruneau cuit, dont on a enlevé le noyau.

N° 3.

Pr. Baume de copahu,
   Cubèbe pulvérisé,
   Extrait de ratanhia,
   Alun en poudre,
   S.-carbonate de fer,
} de chaque partie égale, en q. s. pour 100 pilules du poids de 25 centigr. chaque.

A prendre 15 par jour, en trois fois, matin, midi et soir.

SOLUTIONS POUR INJECTIONS :

N° 1.

Pr. Bichlorure de mercure,   40 cent.
Chlorhydrate d'ammoniaque, 40 —
Dissolvez dans un mortier de verre avec :
Alcool absolu,   quant. suffis.

Ajoutez ensuite :

Eau distillée,   500 gram.
Laudanum de Sydenham,   15 —

Étiquetez : *liqueur pour injections.*

Il faut toujours faire les premières injections en énervant cette liqueur avec le double ou le triple de son poids d'eau commune ; puis on réduit peu à peu la quantité d'eau ajoutée jusqu'à ce qu'on parvienne à l'injecter sans mélange.

N° 2.

Pr. Eau distillée,   192 gram.
Iode pur,   5 cent.
Proto-iodure de fer,   15 —

Dissolvez et filtrez. En injections deux ou trois fois par jour.

N° 3.

Pr. Nitrate d'argent fondu,   15 cent.
Acétate de plomb cristallisé,   1 décigr.

Faites dissoudre dans :

Eau distillée,   64 gram.

Même indication.

SYPHILIS.

La *syphilis* ou *vérole* (mal honteux) consiste dans un empoisonnement multiforme produit par un virus particulier et essentiellement contagieux qui, étant communiqué par application ou par contact aux parties du corps aptes à l'absorber, y détermine d'abord une altération morbide locale, et secondairement, dans l'organisme, une infection générale.

La syphilis, malheureusement trop commune de nos jours, réunit tout ce qu'une maladie peut avoir de répugnant, de désagréable et d'affligeant, au physique comme au moral. Elle est infiniment dégoûtante, et ce qui mérite d'être noté, c'est qu'il s'y rattache une dégradation toute particulière de la forme humaine, car elle imprime son cachet aux plus nobles prérogatives extérieures de l'humanité, en déformant le nez, qui est l'ornement du visage, en altérant la voix, qui est la plus belle expression de la dignité morale de l'homme.

Elle est lente et difficile à guérir ; elle produit les désorganisations les plus choquantes à la vue, et les souffrances les plus pénibles, celles surtout des douleurs aiguës et profondes dans les os, qui durent souvent des années entières ; elle rend celui qui en est atteint à charge à lui-même et aux autres, elle met en danger et le malade et ceux qui l'approchent, fréquemment elle accable la vie entière de tourments jusqu'à l'âge le plus reculé, et même elle finit, dans beaucoup de cas, par amener l'hydropisie, la consomption ou la colliquation (1), dernière et fatale période où commence la mort. Elle a d'ailleurs deux propriétés funestes qui en accroissent singulièrement les périls et l'opiniâtreté : l'une est qu'elle paraît légère, même insignifiante, au début, de

_____

(1) On entend par le premier de ces mots la diminution lente et progressive des forces et du volume de toutes les parties molles du corps ; et par le second, la fonte de ses parties solides, ou la décomposition de ses humeurs.

sorte que trop souvent on n'y fait aucune attention, ou l'on s'en occupe à peine, ce qui permet au mal d'étendre peu à peu ses racines et de parvenir plus promptement à infiltrer le corps entier qu'il empoisonne ; l'autre est que le principe d'où elle émane a une affinité toute spéciale pour l'organisme de l'homme, probablement à cause de son origine humaine, ce qui fait qu'il s'y combine plus intimement que ne le fait aucun autre, et qu'il finit par s'y incorporer à tel point que nulle puissance au monde ne parviendrait à l'en séparer. Enfin, c'est un des malheurs attachés à cette maladie qu'il n'y a pas même de signe annonçant avec certitude qu'on a été débarrassé d'elle d'une manière complète et radicale.

Le virus vénérien, cause provocatrice de ces désordres divers, remonte indubitablement au berceau de la société, et c'est une erreur de penser, comme l'ont cru longtemps quelques syphilographes, qu'il vient ou qu'il a été importé d'Amérique. Propre à l'espèce humaine, c'est sur elle seule qu'il exerce son influence délétère. Il réside dans le pus de l'ulcère vérolique primitif, lequel est né sous son action corrosive immédiate, et il ne peut être isolé du produit qui lui sert de véhicule. Son inoculation s'opère sur les membranes muqueuses de trois manières principales : 1° aux organes génitaux pendant un commerce impur ; 2° à la bouche ou au mamelon par des baisers contre nature ; 3° à l'anus dans des rapports immondes. Pendant la période de l'incubation, les individus ne peuvent jamais communiquer la maladie dont ils portent le germe ; mais dès que l'action syphilitique est établie, c'est-à-dire qu'une sécrétion morbide existe, celle-ci transmet l'affection. Cette transmission pourtant ne se fait pas avec la même facilité chez tous les sujets ; il en est dont les organes, quoique mis en contact avec le principe contagieux, sont inaptes à le recevoir, et partant exempts de l'infection. Le défaut de réceptivité peut appartenir ou à l'individu tout entier, ou seulement à la partie sur laquelle s'effectue l'application. Ainsi, l'infection est plus difficile par les surfaces couvertes d'une membrane muqueuse, tandis qu'elle a lieu très facilement et avec une grande promptitude, par les plaies et par les surfaces dépouillées de leur épiderme.

Il n'est pas inutile d'ajouter que la matière virulente, quoique s'étant attachée à un corps non apte à son admission, peut néanmoins, lorsque ce dernier est mis en rapport direct avec un tissu muqueux ou un point excorié ou dénudé, engendrer l'empoisonnement; de nombreux exemples n'attestent que trop cette vérité, et maintes personnes ont été ainsi contagiées pour avoir bu dans un verre, mangé avec une cuiller, une fourchette, fumé avec une pipe dont s'était servi un malade affecté de syphilis.

Le temps qui s'écoule entre l'application du *contagium* et l'infection varie; quelques jours, quelques heures même suffisent dans certains cas, par exemple, lorsqu'il s'agit de plaies, d'ulcères; tandis que dans d'autres, il faut un laps de temps plus long, qui peut aller jusqu'à plusieurs semaines.

La maladie qui résulte de là, c'est-à-dire de l'absorption du principe toxique, se montre sous deux formes distinctes, comme affection locale et comme affection générale. D'où il suit que les symptômes ou accidents qui la caractérisent, et qui toujours se manifestent par une foule d'altérations spécifiques de la substance organique, se divisent, d'après l'époque de leur apparition, en primitifs et en secondaires. Les premiers occupent les organes mêmes qui ont reçu le virus ; les seconds paraissent être dûs à l'intoxication vénérienne générale. Les accidents primaires ou locaux sont le *chancre*, le *bubon* et la *pustule muqueuse*. Les accidents secondaires ou consécutifs, que l'on peut rapporter à deux variétés principales, sont la *syphilide papuleuse*, qui est la plus commune, et la *syphilide pustuleuse*. L'existence des premiers est nécessaire pour que les seconds se développent, mais ceux-ci ne leur succèdent pas nécessairement. Considérés dans leur ensemble, tous ces symptômes de formes si diverses, si multipliées, n'ont toujours, sauf de rares exceptions, qu'une marche lente, incertaine, et surtout très variable en durée ; aussi celle-ci n'a point de limites précises.

ACCIDENTS PRIMITIFS.

Le *chancre* ou *ulcère vénérien primitif* consiste dans une solution de continuité (division de parties auparavant continues) produite sur une partie du corps par le simple contact ou l'inoculation artificielle du pus syphilitique. Contractés presque toujours pendant l'acte d'une co-habitation impure, les chancres siégent ordinairement chez l'homme, au frein de la verge, autour du gland, à la face interne du prépuce, dans la fosse naviculaire ; chez la femme, aux grandes et aux petites lèvres de la vulve, au vagin ou au mamelon. Dans l'un et l'autre sexe, on peut les rencontrer aux lèvres, à la langue, au pharynx, dans l'oreille, au pourtour de l'anus ou aux endroits excoriés de la peau, étant le résultat de rapports déréglés. Ces ulcères tendent généralement à s'accroître, et lorsqu'ils sont négligés ou irrités, ils finissent quelquefois par détruire une portion de la verge ou du vagin.

Le chancre débute le plus ordinairement du troisième au huitième jour qui suit le contact infectant, par un point rouge enflammé, avec lequel se produisent des douleurs plus ou moins cuisantes ou des démangeaisons parfois très vives. L'épithélium (épiderme fort mince qui couvre les muqueuses) est soulevé par une sérosité opaque ou purulente, et bientôt s'ouvre à son centre un petit ulcère qui gagne rapidement en surface et en profondeur. Son diamètre varie entre celui d'une lentille et celui d'une pièce de cinquante centimes. « Il est régulièrement arrondi ; son fond, qui repose sur le tissu cellulaire, est dur, inégal et recouvert d'une couenne grisâtre ; ses bords, calleux, coupés perpendiculairement ou un peu obliquement, sont souvent dentelés et décollés ; sa circonférence est d'un rouge brun ou cuivré. Le pus qu'il sécrète est ordinairement mal lié, fétide, sanguinolent, et tend, en se répandant sur les parties voisines, à faire naître de nouveaux ulcères. » Tel se montre le chancre syphilitique, et avec lui on voit apparaître souvent certains phénomènes morbides qu'il provoque. Aussi il n'est pas rare de

rencontrer chez l'homme de petites excroissances verruqueuses (poireaux) qui
se remarquent surtout aux parties naturel-
les. Souvent encore viennent se joindre à
cette infection ulcéreuse d'autres irrita-
tions consensuelles, telles que celles du
prépuce et du gland qui se gonflent d'une
manière considérable. Alors il en résulte
un *phimosis* lorsque le gland ne peut plus
être découvert, ou un *paraphimosis* lorsque après avoir fait franchir inconsidéré-
ment le prépuce au delà du gland, on ne
parvient plus à le ramener sur l'extrémité
de cet organe, derrière la couronne duquel il forme un étranglement.

Ce n'est pas tout : le virus morbifique
ne s'arrête point à ces premiers maux. Il
va porter encore à l'intérieur son action
désorganisatrice, et l'ulcère chancreux,
dans lequel il se reproduit plus violent,
plus vénéneux, et, par là, plus infectant
pour le malade lui-même, lui en rend
l'invasion assez facile. C'est pourquoi
le chancre est à bon droit considéré,
dans son essence, comme le commen-
cement, la source certaine de la contagion vénérienne universelle, puisque

en effet de ce foyer virulent celle-ci est introduite dans l'économie entière par la voie du système lymphatique et glandulaire pour lequel elle a une affinité toute spéciale. Néanmoins on ne saurait assigner l'époque à laquelle s'opère la transition de l'infection primaire à l'infection secondaire, ou de la syphilis locale à la syphilis générale. Peu de jours suffisent quelquefois, tandis que, dans d'autres circonstances, il faut des semaines et des mois : la maladie peut même, surtout chez les femmes, et dans les organes qui fournissent une sécrétion muqueuse, demeurer locale pendant des années entières, sans infecter l'individu lui-même, quoiqu'il soit capable de contaminer les autres.

Le *bubon vénérien* consiste dans une affection inflammatoire spécifique des vaisseaux lymphatiques avec engorgement des glandes ou ganglions de l'aine, ayant pour cause déterminante l'absorption de la matière purulente du chancre primaire.

Dépendant de cet ulcère duquel il ne

peut être isolé, le bubon s'annonce, huit, dix ou quinze jours ordinairement après l'apparition de ce dernier, par un sentiment de gêne et de douleur plus ou moins vive dans le pli de l'aine. Déjà l'on constate une petite tumeur qui occupe les ganglions de cette région, et qui augmente rapidement de volume. Tantôt elle se comporte comme le phlegmon et marche assez promptement vers la suppuration ; tantôt, au contraire, le gonflement s'opère plus lentement, presque sans souffrance, et peut rester alors stationnaire, induré pendant longtemps. Dans le premier cas, l'inflammation envahit le tissu cellulaire ambiant qui, en abcédant, cause des douleurs violentes, profondes, de la fièvre, et rend parfois le mouvement très difficile, impossible même (bubon *inflammatoire*) ; dans le second cas, au contraire, la phlegmasie demeure confinée dans les glandes inguinales et ne montre aucune tendance à suppurer (bubon *induré*).

Quoiqu'il en soit de ces formes diverses sous lesquelles se manifeste le bubon, il est toujours un symptôme fâcheux qui complique la maladie naissante et peut la prolonger indéfiniment en produisant, soit les accidents des abcès en général, soit des ulcères consécutifs qui, eux-mêmes, peuvent revêtir les caractères des ulcères spécifiques.

Les *pustules plates* consistent en de petites saillies à peu près lenticulaires survenant en nombre variable sur divers points du corps par l'effet de l'absorption du pus contagieux. On les observe surtout à la face interne des grandes lèvres, sur le gland, le scrotum, au périnée, à la marge de l'anus, sur les fesses, à la partie interne et supérieure des cuisses, sur les muqueuses de la bouche et du pharynx. Le plus souvent confluentes, elles forment bientôt sur ces parties de légères plaques d'un rouge obscur ou cuivreux, et dont la surface onctueuse, humide, exhale une odeur fétide toute particulière. Chez les sujets malpropres et intempérants, on voit fréquemment les plaques se fendiller, se crevasser et exhaler un liquide séro-sanguinolent d'une odeur encore plus pénétrante; elles sont alors le siège d'une cuisson ou d'un prurit plus ou moins intense. Celles qui se présentent ainsi dans les interstices des plis de l'anus retiennent le nom de *rhagades*.

TRAITEMENT LOCAL OU EXTERNE

des

ACCIDENTS PRIMAIRES.

1° *Du chancre.*

Faire cesser promptement le travail morbide en neutralisant par des caustiques puissants le virus destructeur qui tend à produire ou à développer cet ulcère; telle est l'indication première à remplir. Pour cela il faut, dès le début de la maladie, ouvrir avec la pointe d'une lancette bien acérée, ou de tout autre instrument, les petites vésicules qui précèdent la formation des chancres, et les cautériser profondément avec un morceau de nitrate d'argent taillé en pointe, ou, à son défaut, avec quelques gouttelettes de nitrate acide de mercure. Mais il importe que cette cautérisation, *qui sera renou-*

velée plusieurs fois, si cela est nécessaire, soit pratiquée de bonne heure, avant ou immédiatement après la rupture des pustules, pour que le virus n'ait pas encore eu le temps d'être absorbé et d'infecter l'économie. On bassine ensuite la partie avec de l'eau fraîche ou de l'eau de guimauve légèrement saturnée. Ici, comme en toutes autres affections, la propreté est de rigueur.

Si le chancre est décidément formé au moment où on veut le traiter, alors encore on cautérise de fois à autre sa surface à seule fin de modifier son mode de vitalité et de hâter sa cicatrisation ; puis on le panse souvent avec un peu de charpie fine recouverte de cérat frais ou trempée, soit dans de l'eau de mauve lorsqu'il est très enflammé, soit dans du vin aromatique de tannin ou une décoction d'écorce de chêne lorsqu'il suppure beaucoup, ajoutant à ces liquides quelque peu de *laudanum*, quand il existe de vives douleurs. Dès que l'inflammation est dissipée, on enduit légèrement la charpie de pommade napolitaine mêlée avec partie égale de cérat simple sans eau, ou bien

on a recours à l'un ou à l'autre des topi-
qués mercuriels qui suivent :

N° 1.

Prenez : Cyanure de mercure,   3 décigr.
        Axonge,   16 gram.

Mêlez. Gros comme une lentille en application matin et soir sur chaque
chancre.

N° 2.

Pr. Calomel préparé à la vapeur,   4 gram.
   Cérat opiacé,   32 —

Mélangez par trituration. Même mode
d'administration.

N° 3.

Pr. Oxide rouge de mercure,   13 décigr.
   Sucre blanc,   13 —

Triturez et ajoutez peu à peu :

   Miel blanc,   96 gram.

Mêlez. Comme ci-dessus. Mêmes doses.
    Comme parfois il arrive que le canal
de l'urètre ou du vagin recèle des chancres et ulcérations syphilitiques, ce qu'on

reconnaît assez à un sentiment de chaleur cuisante qui s'accompagne d'un écoulement mucoso-purulent de ces parties, il est à propos, en ce cas, de les injecter, matin et soir, à l'aide d'une petite seringue en verre, avec le liquide ci-après, savoir :

Prenez : Onguent napolitain, 4 gram.
     Huile d'olives,   32 —

Mêlez. (Agitez chaque fois avant l'usage).

Lorsque par suite de l'infection irritante des chancres surviennent le phimosis ou le paraphimosis, accidents plus haut décrits, la prudence veut qu'on les traite toujours avec beaucoup d'attention, parce qu'ils peuvent l'un ou l'autre entraîner la suppuration, la gangrène, et même la perte du gland. Dans ce but, on combat l'état inflammatoire existant par les cataplasmes émollients, les lotions opiacées, les bains locaux, et les injections d'eau de Goulard ou celles de décoction de jusquiame entre le prépuce et le gland, pour enlever les matières qui s'accumulent entre ces deux organes, ou pour détendre la rétraction du prépuce sur lequel aussi, matin et soir, on pratique de douces frictions avec :

Extrait de suc dépuré de belladone,	8 gram.
Axonge pure,	32 —

Mêlez.

Néanmoins dans le paraphimosis, on doit tout d'abord essayer de réduire le prépuce déplacé ; or, pour y parvenir, le meilleur moyen est d'agir sans timidité, et d'exercer sur le gland préalablement enduit d'un corps gras (cérat ou huile douce) et les bourrelets qui se sont formés derrière lui, une dépression, et sur la peau une traction assez forte pour opérer un prompt débridement. Si la constriction est récente, l'opération est bien simple, et l'on réussit avec assez de facilité ; mais si elle est ancienne, il faut frictionner fréquemment le cercle de constriction formé par le prépuce avec la pommade ci-dessus qui a la vertu de le dilater peu à peu, de faire disparaître l'inflammation et surtout la douleur, et après l'emploi suffisamment prolongé de ce topique, la réduction est généralement possible, et l'incision par l'instrument tranchant presque toujours inutile.

Quant aux verrues ou poireaux qui se montrent parfois aux parties sexuelles ou à leur voisinage, le traitement en est fort simple, et il n'exige autre chose sur ces excroissances anormales, que quelques frictions avec l'une ou l'autre des pommades mercurielles ci-devant indiquées, auxquelles on peut associer des fomentations avec l'eau blanche ou celle de chaux.

A ces divers agents de médication locale, il n'est pas inutile d'ajouter les grands bains (un ou deux par semaine) qui, tout en entretenant le corps dans la propreté si nécessaire en pareille circonstance, procurent en outre les meilleurs résultats pour la santé en général.

2° *Du bubon*.

Cet accident succédant communément au chancre des organes génitaux, on doit en prévenir le développement en gardant le repos et évitant avec soin toutes les causes d'excitation. Si la tuméfaction glandulaire s'annonce malgré ces précautions, on peut tenter de la résoudre au moyen de l'application de l'emplâtre fondant ci-après, que l'on fait tenir sur la partie à l'aide de compresses et de bandes :

Pr. Emplâtre de vigo cum mercurio, 16 gram.
Extrait de belladone, 4 —

Mêlez et étendez sur de la peau.

Si nonobstant ces moyens abortifs, le bubon grossit et s'enflamme, et si avec lui se font sentir, dès le principe, une chaleur brûlante et des douleurs pulsatives, il faut alors travailler à en favoriser la suppuration. A cet effet, on applique dix ou douze sangsues, non sur la tumeur, mais sur un lieu plus ou moins voisin, ensuite on la recouvre de temps à autre de cataplasmes de farine de lin ou de mie de pain sur lesquels on étend un peu d'huile de pavots ou de pommade mercurielle opiacée. Quand la suppuration ne s'établit que très lentement, on ajoute à ces cataplasmes émollients des oignons de lis bouillis ou quelque peu de *basilicum jaune*. Dès que l'abcès est mur, ce qu'on reconnaît à la forme conique qu'il prend, à la mollesse et à la pâleur de la peau, surtout au centre, et à la fluctuation de la matière très sensible sous le doigt, on se hâte de l'ouvrir à son sommet avec le bistouri, ou, à son défaut, avec le volume d'une lentille de *potasse caustique* retenu quelques minutes sur la tumeur par un morceau de sparadrap adhésif. Cette opération terminée, on seconde, à l'aide d'une douce pression, le dégorgement du foyer purulent; puis deux fois le jour, on panse la plaie avec des plumasseaux de charpie, enduits légèrement d'*onguent digestif simple*. Il va sans dire que l'on doit soigneusement éviter que le pus s'inocule dans les piqûres de sangsues, car, s'il est virulent, il les convertira bientôt en autant d'ulcères vénériens.

Le bubon *indolent* ou induré, au contraire, indice certain d'une infection déjà avancée, réclame impérieusement l'usage des mercuriaux que l'on emploie indifféremment, d'après l'une ou l'autre des formules suivantes :

N° 1.

Pr. Iodure de potassium,	2 gram.
Proto-iodure de mercure,	2 —
Hydrochlorate de morphine,	4 décigr.
Axonge,	32 gram.

Faites selon l'art. En frictions légères matin et soir.

Nº 2.

Pr. Bi-phosphate de mercure,   4 gram.
    Axonge,   44 —

Mêlez par porphyrisation. Frictions matin et soir avec le volume d'une noisette ordinaire.

Nº 3.

Pr. Iode pur,   1 gram.
    Iodure de mercure,   4 décigr.
    Axonge purifiée,   48 gram.

Mêlez exactement. Gros comme un hari-
cot par frictions matin et soir.

    Si le bubon résiste à l'action de ces to-
piques mercurifères, ou si ceux-ci n'en
amènent que faiblement la résolution, on
doit alors l'attaquer par un vésicatoire ap-
pliqué à la surface ; puis, l'épiderme étant
enlevé, on panse deux fois par jour la
partie vésiquée avec le volume d'un pois
de la pommade ainsi composée :

Pr. Or extrêmement divisé, 1 gram.
    Axonge,   8 —

Mêlez en triturant.

3° *Des plaques ou pustules humides.*

Le traitement de ces excroissances ou végétations charnues consiste simplement dans l'emploi simultané des lotions et de la pommade mercurielles dont suivent les formules :

N° 1.

Prenez : Calomel à la vapeur,   4 gram.
          Eau de guimauve,   32 —

Mêlez. En lotions plusieurs fois dans la journée.

N° 2.

Pr. Précipité blanc,   2 à 4 gram.
      Axonge pure,   32 gram.

Mêlez avec soin. En onctions, matin et soir, sur les surfaces malades.

Si les plaques ne cèdent pas à ces moyens, si les ulcérations ne se modifient pas, on cautérise de temps en temps la surface soit avec un crayon de nitrate d'argent, soit avec l'acide chlorhydrique ou mieux avec une très faible quantité de

la poudre caustique ci-après, et que l'on
humecte ensuite avec un peu d'eau :

Pr. Bichlorure de mercure,   55 centigr.
     Sulfate de cuivre,   55 —
     Nitrate d'argent fondu,   3 décigr.

Mêlez.

ACCIDENTS SECONDAIRES OU SYPHILIDES.

On comprend généralement sous cette
dénomination diverses affections de la
peau, des portions les plus extérieures des
membranes muqueuses, des os et d'autres organes, auxquelles donne lieu la
vérole universelle.

C'est principalement à la syphilide *papuleuse* et *pustuleuse* qu'il faut rapporter
cette série de phénomènes consécutifs qui
se produisent dans des points plus ou
moins éloignés de l'endroit sur lequel a
porté l'action directe de la matière con-
tagieuse. Les principaux sont les fissures
sèches ou suppurantes de la peau, les
pustules rougeâtres et comme cuivrées,
quelquefois croûteuses, ulcéreuses, ser-
pigineuses de ce même tissu, les ulcérations du voile du palais, du pharynx, des

fosses nasales, les ophthalmies, les rhagades, l'onglade, le gonflement des glandes du cou et des aisselles, l'engorgement
du testicule.

Viennent ensuite les excroissances
charnues qui sont très nombreuses; elles
portent des appellations diverses selon la
forme qu'elles revêtent. On nomme *con-
dylomes*, celles qui sont dures, indolen-
tes et qui fournissent un liquide ichoreux
et fétide; *verrues*, celles qui sont dures,
mamelonées et âpres à leur surface; *fics*
ou *figues*, celles qui sont soutenues par
un pédicule étroit; on a donné à quel-
ques-unes, à raison de leur forme spéciale, les noms de *crêtes-de-coq*, de
choux-fleurs, de *groseilles, cerises, mû-
res, fraises, framboises*, etc. Ces désordres envahissent les membranes muqueuses, rarement la peau, et le plus
ordinairement les parties génitales et
l'anus. Quelquefois aussi on voit paraître
à la superficie de la peau, des petites éle-
vures pleines, solides et peu saillantes,
des taches petites, circulaires, isolées,
rouges, cuivreuses, parfois larges et couvertes d'une poussière fine ou d'écailles

légères analogues à celles des dartres
squameuses ou furfuracées. Ces taches
sont disséminées, souvent en très grand
nombre, sur le tronc et sur les membres.

Après cette hypervégétation mons-
trueuse, et lorsque le toxique vénérien a
pénétré plus profondément encore dans
l'économie, éclatent alors du côté des
systèmes osseux et fibreux des accidents
plus funestes et plus désorganisateurs,
tels que la rétraction des muscles fléchis-
seurs, la tuméfaction du périoste ou des
os (*périostoses* et *exostoses*), les douleurs
nocturnes de ces organes et la carie, surtout aux os propres du nez et à ceux de la
face. Les tumeurs du tissu osseux se montrent spécialement sur le front, le ster-
num, la clavicule, le tibia, le cubitus et
le radius ; elles sont dures, irrégulière-
ment arrondies, et douloureuses à la
pression. Ces altérations néanmoins ne
se trouvent jamais réunies sur le même
sujet. Les syphilides qui affectent la peau
et les muqueuses apparaissent au bout de
trois à six semaines, celles qui attaquent
les tissus profonds se manifestent bien
plus tard, après six à douze mois et plus :

ces dernières constituent les symptômes de la syphilis *tertiaire*.

Je termine en ajoutant que ces maux divers, lorsqu'ils ne sont pas dominés à temps par le traitement spécifique, finissent par être suivis de la langueur de toutes les fonctions du corps, d'un état de dépérissement extrême, et que la mort en est ou du moins peut en être tôt ou tard la conséquence prématurée.

TRAITEMENT LOCAL OU EXTERNE

des

ACCIDENTS SECONDAIRES.

Il consiste d'abord dans les bains locaux et généraux, les topiques émollients, les lotions avec le vin aromatique ou les cautérisations superficielles avec la *pierre infernale* ou le *nitrate acide de mercure*, que l'on a soin de répéter à mesure que les escarres se détachent, puis à exercer une *influence spécifique directe* sur les productions morbides précitées à l'aide des préparations mercurifères suivantes que l'on emploie chacune en leur lieu et tour à tour quand les circonstances l'exigent :

1° *Contre les fissures, les rhagades, l'onglade, les pustules et les tubercules plats des parties génitales :*

N° 1.

Pr. Chlorure ammoniaco-mercuriel, 13 décigr.
  Cérat simple ou opiacé,   32 gram.

Mêlez exactement. Enduire matin et soir la partie malade avec une quantité de cette pommade proportionnée à l'étendue du mal.

N° 2.

Pr. Cyanure de mercure,   2 décigr.
  Axonge,   32 gram.

Mêlez. En applications matin et soir, à doses très minimes.

N° 3.

Pr. Cérat opiacé,   32 gram.
  - Précipité rouge,   8 décigr.

Mêlez. Même usage.

Nº 4.

Pr. Proto-iodure de mercure,   1 gram.
   Axonge purifiée,   32 —

M. En applications à l'aide de plumasseaux légèrement enduits, et posés sur
les ulcères.

2º *Contre les ulcérations de la cavité
buccale.*

Nº 1.

Prenez : Sublimé corrosif,   5 centigr.
   Décoction d'orge,   500 gram.
   Miel rosat,   16 —

M. En gargarisme, 5 ou 6 fois par jour.

Nº 2.

Pr. Cyanure de mercure,   55 centig.
   Décoction légère de guimau-
   ve ou de têtes de pavots,   500 gram.

Faites dissoudre. Même indication.

Nº 3.

Pr. Décoction de gruau,   64 gram.
   Miel,   16 —
   Liqueur de Van-Svviéten,   8

Mêlez. Même indication.

3° *Contre les ulcères des fosses nasales.*

N° 1.

Prenez : Eau d'orge,   125 gram.
        Calomel,   4 —

Mêlez. En lotions et injections plusieurs fois dans la journée.

N° 2.

Pr. Eau distillée,   64 gram.
    Vin d'opium composé,   2 —
    Liqueur de Van-Svviéten, 8 —

Mêlez. Même mode d'administration.

4° *Contre les ophthalmies ou affections des tissus oculaires.*

N° 1.

Pr. Sublimé corrosif,   5 centigr.
Faites dissoudre dans :
    Eau de roses,   250 gram.
En lotions souvent répétées.

N° 2.

Pr. Sublimé,   25 mill.
    Eau de roses,   96 gram.
Faites dissoudre, et ajoutez :
    Mucilage de semences de coings, 4 —
    Eau distillée de laurier-cerise, 30 gouttes

Mêlez. Même emploi.

5° *Contre le gonflement des glandes des aisselles et du cou.*

Pr. Iodure de potassium,   1 gram.
    Proto-iodure de mercure,   1 —
    Hydrochlorate de morphine,   2 décig.
    Pommade de concombres,   20 gram.

Broyez d'abord les trois sels et ajoutez ensuite la pommade. En frictions légères matin et soir.

6° *Contre l'engorgement des testicules :*

N° 1.

Pr. Proto-iodure de mercure,   10 décigr.
    Extrait de belladone,   2 gram.
    Extrait de ciguë,   1 —
    Axonge,   48 —

Mêlez. Gros comme une noisette en frictions, matin et soir.

N° 2.

Pr. Iode pur,   25 centigr.
    Hydriodate de potasse,   2 gram.
    Axonge camphrée,   48 —

Broyez avec soin l'iode et l'iodure de potassium; ajoutez une partie de l'axonge, et broyez longtemps : ajoutez le reste

de l'axonge et mélangez par trituration. Comme la précédente, même
dose et même usage.

7° *Contre les condylômes, les verrues,
les fics, les crêtes-de-coq, etc.*

N° 1.

Pr. Deuto-chlorure de mercure,   2 gram.
    Camphre,   4 —
    Alcool,   32 —

Mêlez. Une application légère tous les
deux ou trois jours.

N° 2.

Pr. Chlorure d'antimoine liquide,   4 gram.
    Deuto-chlorure de mercure,   4 gram.
    Sabine pulvérisée,   8 —
    Axonge,   24 —

Mêlez exactement. On étend gros comme
un pois de cette pommade sur de la
charpie, puis on l'applique chaque soir
sur les excroissances à cautériser.

TRAITEMENT LOCAL OU EXTERNE

des

ACCIDENTS TERTIAIRES.

Il réclame l'usage des agents thérapeutiques suivants :

1° *Contre les exostoses et les périostoses.*

N° 1.

Pr. Deuto-chlorure de mercure,   1 décigr.
Faites dissoudre dans :
    Eau pure,   500 gram.
En lotions plusieurs fois dans la journée.

N° 2.

    Pr. Iodure de fer,   4 gram.
        Axonge,   32 —
M. Gros comme une noisette, matin et
    soir, pour frictionner la partie affectée.

N° 3.

    Pr. Cinabre pulvérisé,   16 gram.
     Oliban,   8 —
M. On en projette 1 à 2 gr. sur une plaque
    de fer rougie, et on expose aux vapeurs
    qui se dégagent la partie malade.

2° *Contre les douleurs aiguës des os.*

Pr. Deuto-chlorure de mercure,   8 gram
  Alcool rectifié,   24 —

Faites dissoudre et ajoutez :

  Huile de camomille camphrée,   64 —
  Huile volatile de térébenthine,   32 —
  Laudanum de Sydenham,   8 —

M. Deux applications par jour.

3° *Contre la carie et la nécrose des os.*

Pr. Sublimé corrosif,   1 décigr.
  Décoction d'orge,   500 gram.
  Teinture de myrrhe,   4 —

M. En injections plusieurs fois par jour.

Les bains mercuriels étant aussi très utiles pour combattre les affections tertiaires qui viennent d'être signalées, voici le mode de les préparer :

Pr. Sublimé corrrosif,   10 gram.
  Sel ammoniac,   10 —
  Eau commune,   500 —

F. dissoudre, et ajoutez cette solution dans l'eau du bain, qui sera pris dans une baignoire de bois.

Pour remplacer avec avantage les mercuriaux, on peut employer les préparations aurifères suivantes dont l'administration est simple et facile. Elles sont ainsi
conçues :

N° 1.

Pr. Lycopode ou iris lavé à l'alcool, 1 déci.
Muriate d'or et de soude, 5 centi.
Mêlez intimement.

On divise cette dose, d'abord en quinze,
puis en quatorze, treize, douze et même
progressivement huit parties, en com-
mençant par les doses les plus faibles. Il
est rare qu'on emploie plus des quatre
premières subdivisions, ou de 20 centigrammes de chlorure d'or et de sodium,
pour obtenir la guérison des affections
syphilitiques, ou récentes ou constitu-
tionnelles.

On fait, une fois chaque soir des frictions sur les côtés de la langue et sur les
gencives, avec un des paquets.

Quand le malade ne peut supporter les
frictions sur la langue, il est à propos
alors d'appliquer deux fois chaque jour
sur une surface du cou dénudée par un

petit vésicatoire, gros comme une lentille de la pommade ci-après :

N° 2.

Pr. Chlorure d'or et de sodium,   5 décigr.
     Axonge,   16 gram.
Mêlez.

OBSERVATION.

Comme le mercure ou ses préparations ont l'inconvénient de tacher le linge et de blanchir l'or, il importe, durant leur emploi, de ne se servir que de vieux linge, qu'on lessive à part, et de se dépouiller au préalable des objets d'or, de vermeil ou d'argent que l'on porte sur sa personne.

TRAITEMENT GÉNÉRAL OU INTERNE

DE LA VÉROLE CONSTITUTIONNELLE

et de ses divers accidents.

Le *traitement de l'empoisonnement vénérien* comprend toujours deux choses : *détruire le virus communiqué ou engendré à l'intérieur, et empêcher qu'il se reproduise*, en rendant l'économie inhabile à le régénérer. Ces deux indications doivent marcher de front pour que la cure soit complète. On peut détruire le virus présent, et faire ainsi cesser les symptômes actuels ; mais quand on n'a point en même temps anéanti dans l'organisme la faculté de le reproduire, il se régénère au bout d'un laps de temps plus ou moins long, et la maladie reparaît, sous la même forme qu'auparavant, ou sous une autre.

Le seul moyen d'atteindre à la fois les deux buts qu'on se propose est le *mercure* et ses composés, et l'art de guérir la syphilis consiste uniquement à employer ce spécifique de telle manière qu'il remplisse parfaitement l'une et l'autre indication. Il faut néanmoins ne point dépasser les bornes, veiller sans cesse à prévenir les inconvénients que le remède lui-même pourrait entraîner pour l'organisme, et ne jamais oublier que le mercure est un poison, que par conséquent un traitement mercuriel actif est un empoisonnement par le mercure accompli d'après les règles de l'art.

Ainsi quelle que soit la préparation de ce métal qu'on choisisse, et de quelque manière qu'on l'introduise dans l'économie, il faut toujours commencer par de *faibles doses*, et ne prendre ces dernières qu'après avoir diminué sensiblement les symptômes inflammatoires par les boissons délayantes (les *décoctions d'orge*, de *gruau*, de *chiendent*, etc.), les bains tiédes et la purgation. Celle-ci, qu'on réitère au milieu et à la fin du traitement, est préparée avec :

Séné,	8 gram.
Tartre stibié,	25 milligr.
Sulfate de soude,	16 gram.
Sirop de nerprun,	32 —
Eau bouillante,	140 —

F. S. A. A prendre en une fois le matin à jeun.

Mais pendant toute la durée de l'affection, il importe d'éloigner du régime alimentaire toutes les substances trop nourrissantes ou excitantes, les viandes salées, les ragoûts, les épices, les pâtisseries, le vin pur et les spiritueux, de manger principalement des végétaux, de se garantir avec soin du froid et de l'humidité,

et de se mettre à l'usage de la tisane su-
dorifique suivante :

Pr. Salsepareille, Squine, Bois de gayac,	de chaq. 16 gram.
Sassafras,	8 —
Eau,	1,000 —

Faites bouillir ; passez. A boire par verres, dans la journée ; on sucre, si on
le veut, avec le sirop de Cuisinier
(60 grammes par litre).

Si les mercuriaux affectent trop vive-
ment l'estomac, et amènent du trouble
dans la digestion, si surtout ils enflam-
ment les gencives et les muqueuses de la
bouche, il faut aussitôt les suspendre pour
en reprendre plus tard l'emploi, et se
hâter de prévenir la *salivation* qui est
imminente. Dans ce but, il convient d'employer les boissons sudorifiques, les bains
chauds, de faire trois ou quatre fois par
jour des frictions sur les gencives avec de
l'alun pulvérisé, et de se couvrir de fla-
nelle. Si malgré ces moyens, la salivation se manifeste, devient abondante, et
persiste avec opiniâtreté, il faut, en pareil
cas, faire usage des gargarismes émol-

lients, et plus ou moins opiacés, que l'on remplace, vers le déclin de l'irritation par ceux qui suivent :

N° 1.

Pr. Noix de galle concassée,   4 gr.
F. infuser pendant 12 min. dans :
    Eau bouillante,   500 —
Passez et ajoutez :
    Miel,   64 —

N° 2.

Pr. Alun,   12 gram.
  Tannin,   2 —
  Miel rosat,   32 —
  Eau distillée,   250 —
  Eau de roses,   64 —

Mêlez.

Cette médication est modifiée selon qu'il s'agit des accidents *primitifs, secondaires* ou *tertiaires*. Voici en conséquence les préparations les plus usuelles et partant les plus convenables à opposer intérieurement à ces divers degrés de l'empoisonnement vénérien :

  1° *Contre les accidents primitifs :*

Lorsqu'il s'agit d'un *chancre*, d'un *bubon* ou d'une *pustule muqueuse,* en

même temps qu'on met extérieurement
en usage les moyens curatifs de ces affections, on doit toujours, pour prévenir
le passage du virus dans le sang, recourir à une des ordonnances suivantes :

N° 1.

Pr. Sublimé corrosif,   4 décigr.
    Extrait d'opium,   5 —
    Extrait de gayac,   6 gram.

M. F. 48 pilules. A prendre deux p. jour.

N° 2.

Pr. Proto-iodure de mercure, 1 gram.
    Thridace,   3 —

M. Pour faire 24 pilules, dont une le matin, et plus tard une matin et soir, pendant un mois.

N° 3.

Pr. Deuto-chlorure de mercure, 1 gr.
    Alcool rectifié,   100 —
    Eau distillée,   900 —

Dissolvez le sublimé corrosif dans l'alcool
et ajoutez ensuite l'eau distillée.

Dose, une cuillerée à bouche dans un
verre d'eau sucrée ou dans une tasse de
lait le matin à jeun.

Le traitement doit durer au moins six semaines, deux mois. 30 ou 40 centigrammes de mercure sublimé suffisent en général contre l'infection primitive.

2° Contre les accidents secondaires ou syphilides.

Ici les mercuriaux deviennent indispensables. Il importe donc, pour éliminer le principe toxique de l'organisme, d'avoir recours aux remèdes ci-dessus, ou bien aux prescriptions suivantes, qui méritent une égale confiance :

N° 1.

Pr. Bi-iodure de mercure,	10 centigr.
Iodure de potassium,	5 gram.
Gomme arabique pulvér.,	50 centigr.
Miel,	quant. suffis.

Pour une masse bien homogène, qu'on divise en 20 pilules. Dose, 2 le matin à jeun.

N° 2.

Pr. Iodure de potassium,	3 décigr.
Proto-iodure de mercure,	3 —
Extrait d'opium,	65 centigr.

Broyez exactement les deux sels, ajoutez

ensuite l'extrait thébaïque, et divisez en 24 pilules. Dose, 2 pilules, puis 3, puis 4 et jusqu'à 6 chaque jour.

N° 3.

Pr. Mercure soluble de Hahnemann, 13 décigr.
    Poudre de guimauve,   13 —

M. et divisez en 30 pilules. De 1 à 4 dans la journée, prises graduellement.

Quand un médicament ne produit plus d'effet, et que les accidents restent stationnaires, on le suspend pour en reprendre plus tard l'emploi, ou mieux encore on en choisit un autre, et souvent la guérison reprend sa marche progressive.

3° *Contre les accidents tertiaires.*

Dans cette période de la syphilis, l'iodure de potassium est le spécifique que l'on doit préférer. Il se donne sous les formes suivantes :

N° 1.

Pr. Tisane de houblon ou de saponaire, 1,000 gr.
    Iodure de potassium,   1 gr.
    Sirop de sucre,   60 gr.

Dissolvez. A prendre par petites tasses.

L'iodure potassique pourra être graduellement porté à 4, 5, et même 8 gr.
par jour, sans le moindre inconvénient.

N° 2.

Pr. Sirop de salsepareille,   500 gram.
    Iodure de potassium,   16   —

Mêlez. D'abord trois cuillerées à bouche
par jour, puis six, puis neuf, puis
douze. Dose moyenne : six, à prendre
en trois fois dans la journée.

Ce sirop est pris dans une décoction de
feuilles de saponaire, de houblon ou de
squine.

N° 3.

Pr. Bi-iodure de mercure,   45 centigr.
    Iodure de potassium,   25 gram.
    Eau,   25   —

Dissolvez, filtrez au papier, puis ajoutez
sirop de sucre bien blanc marquant
30° froid,   1,125 gram.
Dose, 25 gram. ou une cuillerée à soupe
le matin à jeun.

SYPHILIS

NOUVEAU-NÉS.

Les enfants qui naissent infectés de la
vérole héréditaire présentent le plus souvent la forme de la syphilide pustuleuse ;
mais presque toujours ce n'est qu'un mois
après la naissance que les accidents se
révèlent ; dans ce cas, ce sont des plaques muqueuses, assez larges, superficielles, aplaties, ovales, très nombreuses ;
elles se recouvrent de croûtes noirâtres,
le plus souvent peu épaisses, suivies de
petites ulcérations. Elles se montrent
principalement sur la peau des bourses,
de l'anus, des cuisses, ou sur les membranes buccales et sur celles des organes
génitaux. Il y a en même temps un certain ensemble dans la physionomie bien
caractéristique, et qu'il serait difficile de

décrire : la peau est terreuse, les enfants sont maigres, étiolés, leurs traits sont tirés ; des rides profondes sillonnent leur visage, ils ont l'air de petits vieillards ; ils exhalent une odeur infecte.

Quelquefois la peau qui avoisine les ongles devient le siége de pustules véné-riennes ; il s'en forme même au dessous d'eux. A ces pustules succèdent des ul-cérations qui laissent écouler une suppu-ration sanieuse qui excorie les parties voi-sines ; les ongles finissent par se déta-cher. Ils repoussent lentement, mais d'une manière vicieuse ; ils deviennent petits, étroits, chagrinés, minces, grisâ-tres et friables. Les ulcérations se cica-trisent ; la peau, dans ces parties, est d'un rouge vif, elle saigne au moindre con-tact, et elle est parfois le siége de douleurs très vives.

D'autres fois la syphilis chez le nou-veau-né se traduit encore par un coryza opiniâtre caractérisé par un écoulement sanieux, par des gerçures, des pustules et des croûtes qui occupent l'intérieur du nez, les narines et envahissent sou-vent les lèvres et les ailes du nez.

TRAITEMENT.

Le meilleur moyen de traiter la syphilis constitutionnelle des enfants nouveau-nés est d'administrer le mercure à la nourrice, lors même que celle-ci ne porterait aucun accident vénérien ; on aura soin seulement de lui donner des doses plus faibles de médicament. Souvent il sera utile d'agir directement sur l'enfant par quelques bains de sublimé, surtout s'il est atteint de syphilides (3 à à 4 décigr. pour un bain ; plus tard de 1 à 4 ou 5 gram.); si l'on veut employer le mercure à l'intérieur, on choisit le sublimé à la dose de 1 à 4 milligr. Si l'enfant est sevré, on peut lui donner jusqu'à 5 ou 7 milligr.

PROPHYLAXIE DE LA VÉROLE.

Le meilleur prophylactique, c'est-à-dire, le plus sûr moyen de se soustraire à la maladie vénérienne, est sans contredit de ne pas s'y exposer; mais en considérant qu'elle est toujours le résultat d'un virus particulier, que ce virus s'attache pour l'ordinaire aux mucosités qui tapissent le canal de l'urètre et y séjourne pendant quelque temps avant de produire aucun symptôme morbide, on a imaginé que s'il était possible de dissoudre et d'entraîner au dehors toutes ces mucosités, avant que l'irritation produite par le principe contagieux eût eu le temps de se manifester, on préviendrait la maladie. On a proposé pour cet effet la *poudre de Knox*, ou la mixture ainsi formulée :

Pr. Vinaigre ordinaire,   80 gram.
    Alun calciné,   5 —
    Eau commune,   500 —

M. En lotions et injections matin et soir.

Lorsque le liquide injecté dans le méat urinaire y détermine de la chaleur ou de la cuisson, c'est une marque non équivoque qu'il existe une infection locale commençante. Dans ce cas, et quelle que soit du reste l'espèce de symptôme primitif, il faut bien vite recourir aux pilules n° 1, page 63, comme préservatif assuré de l'empoisonnement syphilitique général.

FIN.

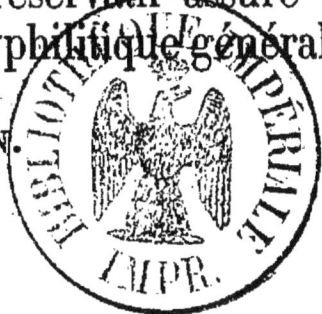

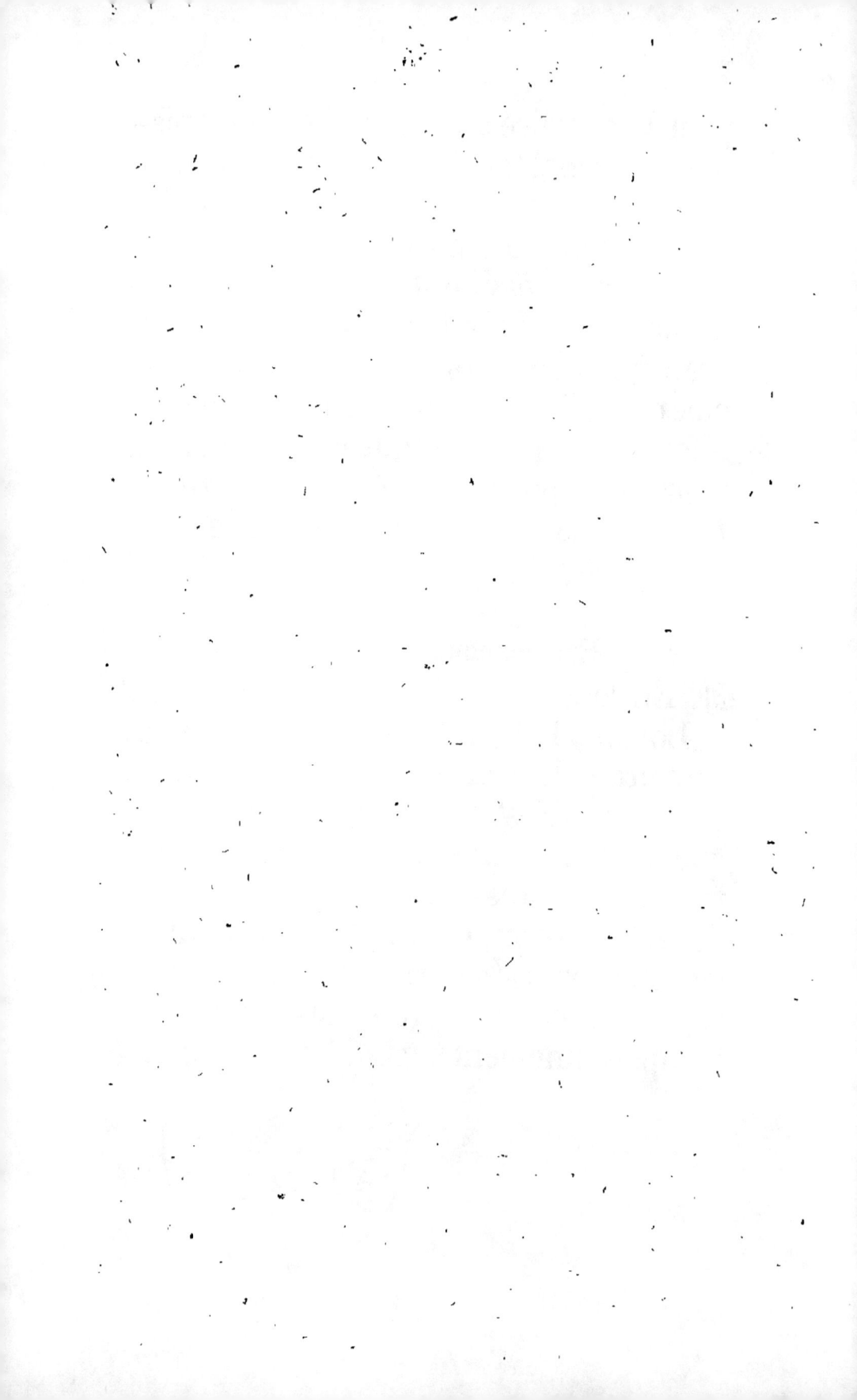

www.ingramcontent.com/pod-product-compliance
Lightning Source LLC
Chambersburg PA
CBHW070855210326
41521CB00010B/1945